# Gisèle CHRISTI

## NATUROPATHE DEPUIS 1995

**Devenez Naturopathe en toutes connaissances de cause.**

# TABLE DES MATIÈRES

Préambule ...............................................................7
Chapitre 1 - Pourquoi ce choix d'études.....................15
Chapitre 2 - L'installation ........................................29
Chapitre 3 – L'autoentreprise...................................37
Chapitre 4 – Pourquoi toutes ces difficultés? ...............53
Chapitre 5 – Les principes du métier de naturopathe....69

Chapitre 6 – Comment choisir un praticien .................73
Chapitre 7 - Le déroulement d'une séance de
                     naturopathie....................................75
Chapitre 8 – Conclusions..........................................79
Notes et coordonnées...............................................83
Bibliographie..........................................................85

Remerciements.......................................................91

-

# PRÉAMBULE

Je suis naturopathe depuis 1995, j'ai écrit quelques ouvrages, c'est pour cela que j'ai gardé mon nom de plume pour vous donner mon avis sur la naturopathie.

Ne soyez pas choqués si je n'utilise pas certains mots, ils sont réservés au corps médical, aux professions reconnues.

Je suis une thérapeute holistique, j'ai un grand respect pour mes clients.

Un naturopathe n'a pas le droit d'utiliser le mot **patient**, il doit utiliser le mot **client**. Il ne doit pas parler de **santé** mais de **bien-être.**

Il ne peut pas utiliser le mot **traitement** mais **accompagnement ou protocole.**

Il ne peut pas proposer **des plantes médicinales mais des compléments alimentaires.**

Il ne réalise pas de **diagnostics** mais établi des **bilans de vitalité**.

**C'est le client qui devra indiquer au naturopathe la pathologie qui a été diagnostiquée par son médecin.** Dans le cas contraire le thérapeute risque d'être assigné pour exercice illégal de la médecine.

**Il faudra toujours garder à l'esprit les termes à utiliser surtout au niveau de votre communication.**

Je trouve maintenant tout à fait normal que le diagnostic soit réservé au médecin. Le praticien naturopathe n'a pas fait les études nécessaires pour établir un diagnostic, il ne peut en aucun cas prescrire des examens à faire réaliser: radios, scanners, bilan sanguin.

Au niveau du régime de la Sécurité sociale, il est catalogué en tant que commerçant et non comme exerçant une profession libérale.

À ce jour, il y a de moins en moins de médecins, le rôle du naturopathe est d'**être à l'écoute, faire de la prévention, de l'accompagnement.**

# La médecine allopathique et la naturopathie sont deux pratiques complémentaires

# ET POURTANT

C'est en 1997 que le Parlement européen reconnaissait la naturopathie comme médecine non conventionnelle.

En 2001, l'Organisation mondiale de la santé l'admettait comme une pratique de médecine traditionnelle, au même titre que la médecine chinoise et l'ayurvéda.

# EN FRANCE

Dans d'autres pays européens la profession de naturopathe est reconnue. Ce n'est pas le cas en France. En conséquence, elle n'est pas réglementée Chacun est libre d'exercer à condition de ne pratiquer aucun acte médical, de ne faire aucun diagnostic, de ne préconiser aucun traitement.

# À SAVOIR AUSSI

Le naturopathe qui ne dispose d'aucun titre de formation ne peut en aucun car être couvert par une responsabilité civile d'entreprise.

Le praticien pour exercer doit détenir une attestation de responsabilité civile et un titre confirmant qu'il a suivi une formation.

Il doit être inscrit au répertoire des entreprises.

**S'il ne remplit pas les conditions citées précédemment, il peut encourir des poursuites pénales.**

**IMPORTANT** : Les assureurs vous accepteront en tant que client à partir du moment où vous détiendrez un titre de formation. Vous paierez une cotisation annuelle ou mensuelle.
En revanche avant de signer un contrat renseignez-vous bien, **si vous déclarez un sinistre, il faudra que vous remplissiez les**

**conditions imposées par  votre compagnie .
C'est-à-dire un minimum d'heures de
formation correspondant au titre
( généralement 800 heures)** ou alors que vous
avez  exercé la profession en étant déclaré
durant un certain nombres d'années.

Je pense qu'une assurance  responsabilité civile
ne suffit pas, **il faut souscrire une protection
juridique.**

<u>Exemple</u>: j'ai signé un contrat, je paie ma
cotisation mensuellement mais l'assureur ne
prendra en compte un sinistre qu'à la seule
condition que j'ai fait plus de 800 heures de
formation ou alors que ma durée d'exercice
dépasse les 6 années.

# Chapitre I - Pourquoi ce choix d'études?

J'étais cheffe d'entreprise dans le domaine de la machine agricole. Soudain en allant aux toilettes pour uriner, je ressentis une importante douleur dans le bas du ventre puis en fin de miction.

Je décidais d'aller en consultation, prenais rendez-vous auprès d'un généraliste. Il m'ordonna une analyse d'urine comprenant un antibiogramme. En cas d'infection, il fallait déterminer le germe responsable afin de prescrire l'antibiotique approprié.

J'allais à nouveau en visite avec les résultats d'analyses.

À la lecture, le médecin s'exclama :

- Ça doit être une erreur, c'est certainement la femme de ménage qui a procédé aux analyses.

Le laboratoire était une petite structure, les employés devaient être polyvalents pour la faire fonctionner, ces derniers n'hésitaient pas à faire un peu de nettoyage en cas de besoin, cela ne signifiait pas qu'il fallait pour autant remettre en doute leurs compétences, les résultats.

Pourtant le médecin me prescrivait un traitement classique sans tenir compte de l'antibiogramme. Huit jours plus tard, je devais normalement me trouver débarrasser de l'infection. Au bout d'une semaine, la douleur persistait, je rencontrais à nouveau le généraliste.

J'absorbais une multitude de traitements différents mais la maladie était encore présente. Le docteur m'adressait alors à une gynécologue qui a son tour me prodiguait différents soins.

Au bout d'une année, ne venant pas à bout du problème, elle m'adressa à un professeur en urologie au CHU de Bordeaux.

Il ordonna aux infirmières de me faire des lavages de vessie et m'obligea à boire 3 litres de Vichy Célestin par jour, puis finit pas me proposer une intervention chirurgicale, l'ablation des brides hyménéales. J'avais soi-disant le canal urinaire légèrement courbé, en sectionnant les brides, il serait redressé, l'urine et les microbes éventuels seraient évacués plus facilement.

Je faisais entièrement confiance à la médecine allopathique. J'acceptais l'opération.

J'étais dans mon lit, l'intervention était terminée. Un jeune interne vint me voir et me dit :

- Ce qu'il vous a fait, ça ne servira à rien.

En effet à la sortie de l'hôpital, l'enfer recommençait. Je ne comprenais pas ce qui se passait.
M'avait-on caché que j'avais une maladie grave, un cancer ou autre ?

J'étais épuisée par l'antibiothérapie, la douleur. J'étais devenue dépressive et pourtant j'étais jeune.

Mon papa se soignait régulièrement avec des plantes médicinales, il se nettoyait régulièrement le corps avec de la bardane, ma

voisine Marguerite m'avait initiée dès mon
jeune âge à en reconnaître certaines, celle
qu'elle utilisait pour faire baisser la tension
artérielle, la prêle qu'elle employait contre
l'arthrose ou le suc de chélidoine pour faire
disparaître les verrues.

Je connaissais depuis l'âge de 5 ans, un ami de
papa , un herboriste qui exerçait dans la petite
commune de Monsempron-Libos.

C'était un homme de grande taille, mince, il
avait les cheveux argentés, portait des lunettes,
il était revêtu d'un long tablier blanc en coton.

C'était un Monsieur, il avait du charisme, il
connaissait parfaitement toutes les plantes et
leurs usages. Sa voix était celle d'un homme
distingué, il pratiquait la chasse à cour, jouait du
cors, connaissait toutes les sonneries, nous
éduquait en nous expliquant la signification de
chaque morceau, c'était un langage.

Nous allions le rencontrer régulièrement pour
acheter des préparations. Dès que je rentrais
dans son officine, je humais la bonne odeur des
plantes, la lavande, la menthe poivrée. Il

m'amenait très souvent dans la réserve pour me faire choisir des savons qu'il fabriquait en y incorporant des huiles essentielles.

Malheureusement il était décédé.

J'avais alors parcouru toutes les librairies pour rechercher un ouvrage proposant des recettes de tisanes. Nous avions sur notre commune une librairie tenue par une dame qui adorait lire et connaissait le contenu des manuscrits qu'elle vendait. Elle pouvait alors conseiller le lecteur, l'orienter.

Ce n'est plus le cas aujourd'hui. Lorsqu'on rentre dans un centre culturel ou une importante librairie, on y trouve des milliers de livres, ce sont des vendeurs qui s'en occupent. Le client ne bénéficie plus du conseil, d'ailleurs il n'en demande pas. Il entre dans un supermarché, s'il n'a pas le temps de regarder les rayons, il s'adresse à l'accueil, demande le titre d'un livre en précisant le nom de l'auteur, de l'éditeur. Le vendeur pianote sur son ordinateur, il regarde si le livre est référencé si oui, il s'oriente vers le rayon ou alors il commande l'ouvrage. Hélas, le lecteur passe à côté de perles qu'il ne soupçonne pas.

Les auteurs dont les œuvres sont vendues sont ceux qui ont bénéficié d'une promotion publicitaire, sur les journaux, à la télévision.

Bien souvent ces livres sont écrits par des personnes connues.
Cela ne signifie pas que le contenu soit plus remarquable que celui écrit pas un auteur inconnu en autoédition.

Par expérience, j'ai proposé deux ouvrages à d'importantes maisons d'éditions, ils ont été retenus mais il fallait participer financièrement à hauteur de 2100 euros par ouvrage, je n'en avais pas les moyens, j'ai donc abandonné l'idée et j'ai produit moi-même. Je peux parfaitement comprendre, les éditeurs ne peuvent pas prendre de risques financiers.

J'entrais dans La libraire de Monsempron-Libos, la professionnelle me proposa immédiatement  l'ouvrage écrit par Jean Claude Bourret " 3 maladies sur 4 peuvent être guéries par les plantes "

Je trouvais la recette appropriée à l'éradication de ma maladie, une tisane à base de bruyère de busserole et de buchu. Mon ami herboriste avait quitté ce monde, fort heureusement, le relais était assuré par une pharmacie herboristerie à Lacapelle-Biron.

Je faisais alors réaliser la préparation, en buvais 4 bols par jour, 1 cuillère à soupe par grande tasse qu'il fallait faire infuser durant une dizaine de minutes avant de consommer.
Après quelques jours, mes douleurs s'estompaient. J'avais le sentiment d'avoir été sauvée grâce à l'usage de la phytothérapie. Cet épisode douloureux restait gravé dans ma mémoire.

Le temps passait, je poursuivais mon travail de cheffe d'entreprise. Mon activité fonctionnait bien, je doublais le chiffre d'affaires chaque année, la notoriété était nationale. Les banquiers me conseillèrent alors de me lancer dans l'exportation, pour cela, je suivais une formation à Bordeaux spécialisée dans l'export.

J'avais élaboré un plan de développement en Europe et au Maroc. Le matériel fabriqué, des charrues sans retournement, était adapté à la culture des terres marocaines. Le passage de cet outil permettait de stocker l'eau de pluie dans le sol et de la restituer quand nécessaire. Il fallait donc beaucoup moins arroser. Le fait de ne pas retourner la terre permettait de maintenir l'humus en surface et d'obtenir de meilleures récoltes.

En arrivant à Casablanca, j'étais accueillie par un important concessionnaire qui avait programmé des démonstrations de matériels.

J'étais accompagnée par un associé qui parlait la langue arabe. J'étais invitée par les califes, participais à des moussens et aux démonstrations d'outils agricoles. Je découvrais un monde totalement différent du nôtre.

L'entreprise fabriquait également des serres maraîchères , elles étaient utilisées sur les exploitations à proximité d'Agadir pour les bananeraies, il fallait prendre des contacts pour avoir la possibilité de commercialiser également ce matériel.

Nous devions aller signer un contrat de vente de

matériel à Casablanca. Au retour d'Agadir, alors qu'il faisait nuit que j'étais endormie à côté de mon associé qui conduisait, un troupeau de chèvres traversa la route. Mon collègue freina mais les freins du véhicule de location étaient défectueux, il  quitta la route , fit une dizaine de tonneaux dans un ravin. Je fus rapatriée tant bien que mal jusqu'à l'hôpital civil de Marrakech puis transférée à la clinique du Sud.

Le diagnostic médical n'était pas réjouissant, j'avais été dans le coma un certain temps, je souffrais d'une fracture du crâne, du bassin, du poignet, de deux vertèbres cervicales et des lombaires. J'avais eu énormément de chance de rester en vie. Cependant, les troubles divers, d'équilibre, de mémoire, les douleurs articulaires m'obligèrent à un arrêt de travail de plus de 6 mois.

Au retour, j'eus la désagréable surprise de constater que mon fonds de commerce avait été détourné par mon ex-époux et son frère.

J'étais ruinée, condamnée à payer les dettes de l'entreprise, j'avais contracté des emprunts pour le développement de celle-ci, pour l'achat de machines outils, j'avais été contrainte de donner ma caution bancaire pour obtenir ces prêts.

Suite aux malversations, mon entreprise avait dû déposer le bilan, avait été liquidée judiciairement.

Durant plus de 6 ans, j'assignais les responsables en justice et bien que disposant de preuves irréfutables, les coupables ne furent jamais punis.

Il me restait alors un peu d'argent. J'avais toujours à l'esprit la période difficile où j'avais subi une infection urinaire, l'usage des plantes qui m'avait permis de m'en sortir.
Je me souvenais de l'ami de mon père, de son herboristerie qui accueillait de nombreux adeptes des soins par les plantes.

Je me documentais alors pour faire ce métier merveilleux, mais je me rendais compte très vite que **le diplôme d'herboriste avait disparu par la loi du 11 septembre 1941, il avait été supprimé par le gouvernement de Vichy pour être remplacé par l'ordre des**

**pharmaciens.**

L'herboriste que j'avais côtoyé était l'un des derniers à détenir un diplôme. Il y avait pourtant des personnes qui exerçaient encore.

Certains élèves avaient suivi la formation mais n'avaient pas pu obtenir le titre car il avait été supprimé brutalement, juste avant qu'ils ne passent l'examen.

Ceux qui souhaitaient exercer se voyaient alors traînés devant les tribunaux pour exercice illégal de l'herboristerie.

Pourquoi le gouvernement de Vichy avait-il pris cette décision ?

Au XIXe siècle l'industrie chimique se développait et des laboratoires réussirent à isoler les molécules des plantes médicinales pour fabriquer les médicaments, c'est à ce moment-là que naissait l'industrie pharmaceutique.

Une grosse partie de la population utilisait les plantes pour se soigner et les laboratoires étaient en difficulté économique. Les médecins maintenaient leurs habitudes de prescrire des plantes ou des préparations pour soigner leurs patients.

Le gouvernement estima qu'il fallait maintenir cette industrie et supprima le métier d'herboriste pour ne plus que le public ait accès à cette médecine naturelle.

J'étais équipée d'un ordinateur et d'un routeur qui me permettait d'avoir accès au réseau, je recherchais alors une école pour me former. Je trouvais un organisme de formation agréé par l'éducation nationale, basé à Rouen, il proposait une formation à distance sur 2 ou 3 années suivant le temps consacré à la formation et plusieurs stages pratiques de 10 jours en région parisienne.

Cette formule me semblait intéressante, je pourrais me former tout en poursuivant les procédures judiciaires à l'encontre des malfaiteurs. Le niveau requis était celui du baccalauréat.

Ma mère qui m'hébergeait avec mes trois

enfants m'encouragea dans cette voie.

L'école promettait un niveau de revenu
confortable.

Le programme me semblait complet :
- Introduction à la naturopathie et ses agents
naturels.
- L'anatomie et la physiologie, l'étude des
cellules, des différents appareils circulatoires,
locomoteur, respiratoire…
Il y avait une grosse partie consacrée à
l'alimentation, la diététique, des ouvrages à lire
accompagnaient la formation.
- Le bienfait des cures thermales.
- Les autres techniques, l'étude du terrain et
notamment celle de Ménétrier, la litho-thérapie
( études des pierres) l'organothérapie, la
magnéthotérapie (aimants) , la
morphopsychologie, la psychophisiologie et les
clefs pour retrouver sa vitalité.
- Les plantes : études des plantes et leur
utilisation, aromathologie étude des huiles
essentielles, leurs utilisations, les algues.

Je ne me rappelle pas du coût de cette formation
mais le montant était élevé. Je suivais le cursus

et obtins un certificat de compétences en 1995.

## Chapitre II - L'installation

Je rencontrais le propriétaire de locaux en zone commerciale à proximité de la maison familiale. Il acceptait de m'en louer un en m'accordant un bail précaire pour une année. C'était un homme compréhensif, il connaissait le commerce, ses difficultés.

**Un petit conseil : Commencez toujours par souscrire un bail précaire.** Si vous souscrivez un bail commercial 3X6X9 vous serez contraint de payer le loyer durant 3 années,  pour le résilier vous devrez faire une lettre recommandée 6 mois avant la date d'échéance.

J'installais mon cabinet en 1995. Dans la partie basse, on pouvait installer un petit magasin, à l'étage se trouvait le bureau.

Pourquoi ne pas commercialiser les plantes médicinales autorisées par la loi ? Il y en avait une quarantaine. Je créais une marque commerciale, trouvais des emballages appropriés, faisais fabriquer des étiquettes par type de plante pour les coller sur les conditionnements.

Je faisais réaliser une enseigne et une plaque
professionnelle que j'apposais à côté de la porte
d'entrée.

À plusieurs reprises j'avais la visite de la
gendarmerie, ils venaient contrôler que je
respectais la loi en matière de plantes, que les
flyers distribués étaient colorés.
C'était compliqué, je me sentais visée.

Il en était de même pour tous les laboratoires
qui conditionnaient des plantes médicinales et
les commercialisaient.

Certains produits naturels ont été interdits en
France et en Espagne en 1995, ils sont encore
commercialisés dans d'autres pays.

Cinq années avant mon installation, le
laboratoire Fenioux à Châteauroux avait vu le
jour, je m'entretenais à l'époque avec le patron,
un passionné. Ce laboratoire existe toujours, je
le recommande vivement, les visiteurs
médicaux proposent ces produits aux médecins,
ils les préconisent parfois à leurs patients.

Sur chaque lot de plantes 30 tests sont réalisés. Cette entreprise souhaite fournir à ses clients des plantes de qualité, les taux de radioactivité et de pesticides sont vérifiés. Quand les résultats obtenus sont satisfaisant les plantes sont transférées dans l'atelier d'à côté, elles suivent un parcours bien déterminé.

Ce second atelier est celui de la débactérisation naturelle, le lot de plante est vaporisé avec de l'eau, ensuite, il passe dans un tunnel dans lequel il y a une haute intensité électrique, les bactéries sont détruites sans détérioration des principes actifs de la plante.

Les lots de plantes repassent à nouveau au laboratoire d'analyses, il y a un autre contrôle pour certifier qu'il n'y a aucune bactérie, ensuite, elles passent dans l'atelier de cryobroyage. Il est utilisé de l'azote liquide pour obtenir la poudre de plantes, elles sont broyées à basse température, pas plus de 20 degrés pour conserver les principes actifs.

Par ailleurs l'entreprise reçoit des lots de gélules vides fabriquées à base de végétaux, les lots sont contrôlés dès leur arrivée dans le laboratoire d'analyse pour garantir la qualité, également qu'il n'y ait aucune bactérie. Ensuite, ces lots sont transférés dans l'atelier de conditionnement. Il y a deux parties dans une gélule, chaque partie est mise dans une trémie différente, la machine très sophistiquée positionne la partie de la gélule à remplir dans une alvéole, elle est ensuite remplie avec la poudre de plante, puis l'autre partie de la gélule se met automatiquement dessus, il est produit 80 000 gélules à l'heure. Il y a une personne qui contrôle en permanence les opérations. On lance des séries, on fabrique des milliers de gélules de valériane. Lorsque la fabrication de ce produit est terminée, un agent de maintenance vient démonter les outils, ils sont amenés dans un atelier pour procéder au nettoyage, à la désinfection. Les outils sont séchés avant d'être remontés sur la machine pour une autre fabrication. Par la suite les gélules fabriquées sont acheminées vers l'atelier de conditionnement.

Cinq personnes y travaillent et contrôlent les opérations. Il y a la mise en pot. Les gélules sont comptées automatiquement, un certain nombre de gélules correspond à un certain poids. Chaque pot représente une quantité pour un mois de traitement. Ce sont des pots de 120 ou 180 gélules. Ensuite, c'est l'étiquetage, on y indique le numéro de lot, la date de fabrication et la date de péremption.

En tant que naturopathe, à condition d'avoir suivi une formation en phytothérapie, vous pourrez devenir le prescripteur d'un laboratoire. Attention aux  contre indications notamment pour les clients qui prennent des anti-coagulants, ceux qui font de la tension artérielle, de la dépression,  à savoir que le Millepertuis est parfois incompatible avec la prise de certains anti-dépresseurs.

Je me heurtais à un autre problème, celui des charges sociales. À l'époque le statut d'autoentrepreneur n'existait pas. On ne payait pas les charges au prorata du chiffre d'affaires. On s'acquittait d'un forfait durant la première et la seconde année, il était assez élevé, ensuite le montant à payer était ajusté au cours de la 3e année. Même si le chiffre était bas, il fallait payer un minimum. Il était compliqué de tenir financièrement  payer le loyer, les charges.

Je m'étais spécialisée dans les arrêts tabac, j'avais suivi une formation, acquis un laser médical pour faire des points de désintoxication et pour me faire connaître j'avais fait passer des spots publicitaires sur Europe 2.
Je me rendis compte très vite que le montant à payer pour la promotion était plus élevé que le montant généré par les ventes.

J'avais des difficultés financières, trois mois de retard, j'en parlais au propriétaire, lui indiquais que je devais arrêter mon activité, quitter le local.

Compréhensif, il me fit cadeau des loyers. Il savait que j'avais tout mis en œuvre pour démarrer l'activité mais bien qu'ayant de la bonne volonté, je ne pouvais pas y arriver. Il me comprenait, savait aussi que j'avais trois enfants à charge.

**Je faisais alors le point, j'avais dépensé toutes mes réserves en finançant une formation qui n'allait pas me permettre de vivre.**

En 1995, le public ignorait ce qu'était la naturopathie, les gens associaient cela à du naturisme.

Il fallait que je retrouve un travail en rapport avec les qualifications précédemment obtenues. Je décrochais alors un emploi d'attachée de direction.

Dans mon esprit, je n'abandonnais pas l'idée d'exercer un jour en tant que naturopathe. Dans l'attente, je faisais du bénévolat, je prodiguais des soins à ceux qui le demandaient, je ne souhaitais absolument pas perdre les connaissances acquises.

# Chapitre III - l'autoentreprise

Le 4 août 2008, une loi concernant la modernisation de l'entreprise voyait le jour, le statut de l'autoentreprise naissait. Il allait permettre à des retraités d'exercer une activité complémentaire, ainsi que pour certains salariés.

En ce qui concerne les cotisations sociales, les retraités autoentrepreneurs cotisaient au même titre que les autres, mais aucun point retraite n'était ajouté pour augmenter leur revenu ultérieur. C'était une cotisation de solidarité.

**Depuis 2023**, dans le cadre de la réforme des retraites, les retraités peuvent bénéficier d'un complément retraite en fonction des cotisations versées avec rétroactivité au premier 1er janvier 2023.

Les personnes qui ont pris leur retraite en 2019 , qui ont continué à exercer une activité complémentaire, sont pénalisés par rapport à ceux qui ont commencé l'activité en 2023.

Il en est de même pour ceux qui ont pris leur

retraite à l'âge de 62 ans. Mon contrat de travail en CDD se terminait à l'âge de 62 ans et la collectivité n'avait pas pour intention de poursuivre le contrat. Afin de liquider les droits à la retraite, j'ai cessé mon activité de naturopathe 2 mois avant, j'ai perdu si petit soit-il le chiffre d'affaires des 2 mois mais plus encore, on rentrait en période de covid, les personnes qui exerçaient une activité indépendante qui devaient suspendre à cause de la crise sanitaire, pouvaient toucher une indemnisation de l'état pour compenser le chiffre d'affaires perdu, ce n'était pas mon cas, car mon activité avait cessé pour liquider les droits à la retraite.

De plus, je subissais un malus de 10 % sur 3 ans sur ma retraite complémentaire. Il aurait fallu que je poursuive mon travail de salarié au-delà de 62 ans pour ne pas être pénalisée, mais c'était impossible car j'étais en contrat à durée déterminée. Bien qu'ayant continué à travailler à titre indépendant, je perdais définitivement ces 10 % sur 3 ans.

**À partir du mois d'août 2008**, le nouveau statut d'autoentrepreneur permettait la création de nombreuses entreprises individuelles.

Les cotisations sociales n'étaient prélevées qu'au prorata du chiffre d'affaires, en revanche, il n'était pas possible de déduire les frais occasionnés par l'activité.

La comptabilité se réalisait d'une manière simple, il suffisait de faire la facturation aux clients, d'enregistrer les pièces sur le registre des recettes de l'autoentreprise, de transmettre ce chiffre à l'URSSAF en fin de mois ou du trimestre pour payer les cotisations correspondantes qui se calculaient automatiquement.

Cette formule était avantageuse pour tous ceux qui n'avaient pas d'investissements importants à réaliser, des salaires à payer ou/et des loyers.

En 2009, j'intégrais une structure pour conseiller les entreprises, je me documentais au mieux pour renseigner les futurs chefs d'entreprise mais également pour moi, pour m'installer et exercer durant les heures de RTT qui étaient nombreuses. Mon emploi de chargée de mission occasionnait de nombreuses heures complémentaires que je devais récupérer.

En fait pour s'installer en tant que Naturopathe, c'est très simple. Il suffit de créer son entreprise en ligne sur le site de l'URSSAF.

Depuis le premier janvier 2024, le taux de cotisation à l'assurance maladie obligatoire est de 21,10 % sur le chiffre d'affaires, il faut ajouter un pourcentage pour la formation 0,20 %, sur 40 euros encaissés, il faut reverser 8,52 euros. C'est ajouté

Vous aurez à régler également la responsabilité civile obligatoire environ 14 € par mois, la protection juridique, la cotisation au syndicat 30 euros par année ainsi qu'à la chambre de médiation une quinzaine d'euros annuel. Vous pourrez obtenir auprès des organismes professionnels la liste des compagnies d'assurances, en adhérant aux  syndicats vous pourrez bénéficier de tarifs préférentiels.

On peut envisager que vous puissiez trouver un local professionnel pour un montant de 300 euros mensuel. Il faudra ajouter à cela les frais d'eau et d'électricité éventuellement les frais publicitaires cartes de visite.

Après deux années d'exercices vous serez soumis à la cotisation foncière des entreprises (anciennement taxe professionnelle) . Vous aurez à payer pour la première année d'exercice environ 6 200 euros de frais (3 600 euros de loyers + 2 400 d'eau et d'électricité + 168 euros de responsabilité civile) Il faudra également payer les cotisations sociales.

Pour atteindre le seuil de rentabilité, il vous faudra effectuer 197 consultations à 40 euros , vous aurez réglé un montant de cotisation sociale de 1678 €. À ce stade-là, vous ne pourrez  dégager aucun salaire, vous n'aurez payé que les frais liés à l'activité.

**Compte tenu des charges importantes et des difficultés à développer une clientèle, je suggère aux nouveaux naturopathes de commencer leur activité chez eux , de pratiquer la naturopathie en complément d'une autre activité .**

Actuellement les personnes qui souhaitent créer lorsqu'elles sont au chômage peuvent bénéficier

des indemnités durant quelques mois, le temps
de lancer l'entreprise. Il ne faut pas que cette
indemnisation perte d'emploi ne serve qu'à
payer les charges de la nouvelle entreprise.

Pour en revenir à l'activité,
Je me formais dans une école à Toulousaine au
massage, shiatsu, moxibustion et médecine
chinoise.
La moxibustion est une technique intéressante,
il faut connaître les différents méridiens, repérer
les points à stimuler pour redonner à la
personne le bien-être ou supprimer certaines
douleurs.

Les points sont stimulés à l'aide d'un grand
bâtonnet d'armoise que l'on allume comme une
cigarette, un moxa, avec ou sans fumée. Il suffit
d'approcher le moxa à 1 cm du point à stimuler ,
de demander à la personne de signaler le
moment où la chaleur sera trop intense, il
faudra alors que le praticien enlève le moxa
rapidement pour aller stimuler un autre point. Il
y a toujours le risque de brûlure qu'il faut
absolument éviter.

J'ai trouvé cette technique intéressante dans le

cas de douleurs liées à l'arthrose.

Le massage est aussi une activité complémentaire intéressante, le soin proposé était un massage de remise en forme basé sur plusieurs techniques, la digitopuncture, la moxibustion pour détendre certains nœuds, la méthode knap, le reiki en cas de besoin.

J'avais été formée aussi par un ostéopathe rebouteux qui m'avait transmis une méthode pour soulager une sciatique ou une cruralgie.

L'apprentissage de toutes ces méthodes me permettait de proposer une diversité de soins, de toucher une plus vaste clientèle.

Pour les massages, je faisais tout d'abord de la publicité sur internet, malheureusement, je n'étais appelée que par des clients qui souhaitaient des soins en rapport avec le sexe. Cela ne correspondait absolument par à ma personnalité, je les invitais à passer leur chemin. J'étais avant tout une thérapeute , je me sentais blessée que l'on puisse me demander ce type de prestations.

Je m'inscrivais par la suite sur un site connu pour proposer à la clientèle des soins divers à prix promotionnel, je ne touchais que des personnes qui venaient pour bénéficier de massages à bas prix. Un massage était proposé à 29 euros ne me rapportait que 10 €, le reste était pour les dirigeants du site. Ce type de promotion ne m'a permis de gagner en visibilité, de me faire connaître.

Je travaillais dans la fonction publique territoriale, j'introduisais une demande auprès du Président de la communauté de communes pour avoir l'autorisation de m'installer pour exercer la naturopathie en complément de mon activité de chargée de mission en développement économique. Il accepta, car la ville dans laquelle j'allais exercer se trouvait à plus de 50 km de mon lieu de travail.

Je m'installais à Cahors, à quelques centaines de mètres de la mairie, dans un local à côté duquel se trouvait une infirmière libérale en début d'activité.

Pour aller dans ma maison familiale, il fallait que je passe par cette commune,  je pouvais ainsi en allant chez moi, m'arrêter dans cette petite ville pour exercer en fonction de mes disponibilités. Je réalisais des cartes de visite que je distribuais chez les petits commerçants, j'ouvrais une page Facebook et une fiche d'entreprise Google my business.

Malgré toute cette publicité, les Cadurciens ne venaient pas à ma rencontre. Il était impossible de développer l'activité.

J'avais quitté mon poste à Figeac pour des raisons familiales, avais regagné ma maison en lot et Garonne.

Au bout d'une année d'exercice à Cahors, j'avertissais le propriétaire que je ne poursuivais pas le bail précaire, il fallait payer le loyer, les frais d'eau, d'électricité, de chauffage, le chiffre d'affaires ne permettait pas de régler ces charges.

De mon domicile au cabinet, il fallait faire un déplacement de 100 km aller et retour pour assurer les rendez-vous. Les patients parfois indélicats ne les respectaient pas , ne m'avertissaient même pas de leur absence, je perdais alors les frais de déplacement, mon temps, les frais de parking estimés à 17 € en 2014 pour une journée de stationnement..

**Actuellement de nombreux praticiens, médecins, dentistes se plaignent de cette attitude et du non-respect des rendez-vous programmés.**

Je décidais de m'installer dans ma maison familiale, je recommençais à distribuer des prospectus pour signaler mon activité, des cartes de visite, je recréais ma page Facebook.

Au bout de 5 ans d'activité, bien qu'étant particulièrement performante, compétente, ma clientèle ne se développait pas. Heureusement que j'avais maintenu une activité principale qui me permettait de vivre.

J'étais pourtant inscrite sur de nombreuses plates-formes pour les médecines naturelles. Je distribuais régulièrement des cartes de visite, mais les petits commerces qui les acceptaient disparaissaient au fur et à mesure. Les supermarchés n'acceptaient pas les publicités.

Mes patients étaient satisfaits de mes services, mais le bouche-à-oreille ne circulait pas. Le territoire dans lequel je vivais, était sinistré. Des usines avaient fermé. Les personnes étaient habituées aux remboursements des soins par la Sécurité sociale. Ils trouvaient normal d'entretenir leur apparence , de payer une prestation pour la coiffure à 100 euros ou un soin esthétique mais trouvaient inutile de faire de la prévention ou d'accompagner un traitement médical pour retrouver un équilibre plus rapidement.

De plus de nombreuses pharmacies proposent à la vente des plantes médicinales ou des vitamines, mais il est nécessaire selon moi avant de consommer,  de faire un bilan de vitalité, **vérifier l'équilibre acido-basique, contrôler pour chaque patient la compatibilité des plantes avec les médicaments ingérés.**

**Les plantes médicinales sont aussi dangereuses que des médicaments si elles sont mal utilisées .**
Il ne faut pas oublier que la plupart des médicaments sont fabriqués à partir des

molécules de plantes qui ont été isolées.

**J'ai constaté au cours des nombreuses années d'exercices qu'il était inutile d'ingérer des vitamines et des oligo-éléments si le corps n'était pas équilibré au niveau de l'acide : équilibre acido-basique.**

Dès le début d'activité je proposais donc aux personnes d'acheter en pharmacie un rouleau de papier PH pour contrôler durant 5 jours le taux d'acidité. Normalement, ce taux doit être à 6,5, si le taux est plus bas, cela signifie que le corps est acide.

Dans ce cas pour équilibrer, je propose aux personnes d'ingurgiter 1 cuillère à soupe de vinaigre de cidre dans un verre d'eau chaque matin ou alors il existe des produits spécifiques dans les différents laboratoires, le Basornorm de chez Fenioux par exemple. J'ai toujours proposé à mes clients des solutions efficaces à moindre coût.

Je leur préconisais de refaire à nouveau ce test un mois et 1/2 plus tard, pour vérifier si le corps avait retrouvé l'équilibre, les personnes pouvaient alors si nécessaire complémenter par des vitamines.

Je pense donc qu'il est inutile  de se ruer vers les pharmacies pour acheter des vitamines qui ont un coût sans avoir contrôlé l'équilibre acido-basique. C'est pourquoi, je conseillerais à chacun de consulter un praticien en naturopathie pour être conseillé. Les produits complémentaires achetés sont relativement coûteux, ils peuvent être inutiles en cas de déséquilibre.

J'ai découvert un appareil quantum magnétique à basse intensité. Cet appareil est extraordinaire, il remplace l'antenne de lécher qu'utilisaient les magnétiseurs autrefois. Le client tient une sonde dans la main droite pour les femmes et gauche pour les hommes. En une minute, il permet d'obtenir un bilan de vitalité. Ce n'est en aucun cas un diagnostic.

Les chiffres obtenus ne correspondent pas à ceux des laboratoires d'analyses car les procédés de recherches sont différents.

Après avoir exercé durant longtemps, je

constatais que la naturopathie, les massages, la moxibustion, la phytothérapie ne suffisaient pas pour aider les personnes,

Il fallait avoir une approche holistique, c'est-à-dire tenir compte du corps dans toutes ses dimensions y compris le psychisme.

Je me formais donc à l'hypnose ericksonienne. Le thérapeute plonge son client dans un état second, l'inconscient devient réceptif aux suggestions transmises par l'hypnothérapeute. La personne ne perd pas le contrôle, elle est capable à tout moment d'interrompre la séance.

J'ai trouvé les séances particulièrement intéressantes pour lutter contre les addictions au sucre, à l'alcool, la boulimie, le tabac, contre le stress, pour les problèmes de cœur, pour stimuler les étudiants pour être en capacité d'apprendre plus facilement. En complément de la séance, je préconisais parfois la prise d'un complément alimentaire.

Je me faisais initier au reiki 2014, je gravissais les échelons au fur et à mesure des formations pour devenir Maître Reiki 4e degré en 2018.

Cela me permit de former quelques personnes qui me semblaient vouloir apporter du bien aux autres. J'ai pu constater que le reiki agissait pour supprimer la douleur, enlever le feu. Je ne pense pas que cette technique puisse guérir.

**La différence entre un magnétiseur et un praticien reiki, c'est que le magnétiseur utilise sa propre énergie pour la transmettre au patient alors que le maître reiki n'est que le canal d'une force qu'il capte par le chakra couronne et qu'il retransmet par les mains ou à distance lorsqu'il a été initié au second degré.**

Je pratique le reiki depuis de nombreuses années bénévolement et surtout à distance.

Je mettais à disposition de mes clients toutes les techniques qui pouvaient les aider, malgré les excellents résultats, ce travail ne s'est jamais vraiment développé, ce n'est resté qu'un travail complémentaire.

Je pense que le lieu d'exercice n'était pas approprié au développement. Je n'en suis pas vraiment certaine car récemment, j'avais rencontré plusieurs visiteurs médicaux qui me confirmaient que les difficultés s'accroissaient chez ceux qui exerçaient la naturopathie. Sur la région bordelaise, des cabinets qui travaillaient depuis de nombreuses années, avaient disparu. car il y avait moins de clients et les charges étaient supérieures ou identiques. Les praticiens n'atteignaient plus le seuil de rentabilité. Peut-être parce que le nombre d'installations était important, et que la clientèle se divisait en allant chez les uns ou les autres.


J'avais pris contact avec une naturopathe exerçant sur Toulouse car elle était inscrite sur Doctolib, elle m'indiquait qu'elle s'était installée depuis une année mais que son cabinet ne s'était pas développé, elle avait tenté une inscription sur Doctolib, elle commençait au bout de 5 mois d'exercice à recevoir quelques clients mais très peu. Certes il y avait un engouement pour les produits naturels, pour le bio mais pas forcément pour les techniques naturelles.

## Chapitre IV - Pourquoi toutes les difficultés ?

Afin de me rendre plus visible, je décidais d'ouvrir un compte sur Doctolib. Le coût mensuel s'élevait à plus de 120 euros par mois. L'avantage de cette plate-forme était que les personnes pouvaient prendre un rendez-vous à tout moment mais ça avait le désavantage aussi qu'elles pouvaient se décommander à la dernière minute en restant parfaitement anonyme. Cela me permettait difficilement de gérer mon temps.

Il m'était arrivé aussi de subir des actions indélicates d'un concurrent. Plus d'une dizaine de fois, la même personne prenait rendez-vous et décommandait à la dernière minute, c'était pour bloquer mon agenda. Je fus dans l'obligation d'imposer une règle pour limiter ces pratiques nuisibles indignes d'un patricien quel qu'il soit. Au bout du second rendez-vous repoussé, je demandais le paiement à la prise de rendez-vous avec un règlement par paypal. La thérapeute anonyme cessa de m'importuner. Je dis **"la"** car c'était les noms et prénoms d'une femme, peut-être étaient-ils faux ? Peut-être était-ce un homme?

Je pense malheureusement pour elle que sa pratique ne lui a pas permis de remplir son agenda. Lorsqu'on exerce un métier dans le bien-être, il faut savoir donner de sa personne, partager. J'ai offert de nombreuses consultations à des personnes qui n'avaient pas les moyens de se soigner. Je continue à faire du bénévolat à distance chaque soir pour les soulager par le reiki.

Je supprimais donc mon compte sur cette plate-forme, quelques mois plus tard, un scandale éclatait, certains naturopathes malhonnêtes s'étaient fait passer pour des médecins, avaient même délivré de fausses feuilles de soins. Au total 14 furent interpellés.

Durant la même période, un autre naturopathe faisait la une à la TV et sur journaux, il était à l'initiative de la création d'une secte, interdisait aux patients de poursuivre leurs traitements médicaux en cours, la famille d'un des membres avait porté plainte car le malade était décédé.

**Une autre professionnelle avait demandé à une cliente d'arrêter la chimiothérapie, cela avait entraîné sa mort. À nouveau, une plainte était déposée par la famille à l'encontre du praticien.**

**DANS CETTE PROFESSION,IL NE FAUT SURTOUT PAS NUIRE, NE PAS INTERROMPRE UN TRAITEMENT MEDICAL EN COURS.**

L'opprobre était jeté sur la profession. Nous passions pour des charlatans.

Je contactais mon syndicat pour demander qu'il y ait un droit de réponse à la TV pour expliquer que les praticiens avaient une éthique, qu'ils signaient une charte, qu'il ne fallait pas mettre tout le monde dans le même panier. La responsable du SPN m'indiqua qu'un rendez-vous avait été demandé auprès de la ministre de la santé afin de régulariser la profession de naturopathe, obtenir un encadrement et la reconnaissance de la profession. Il suffit d'un ou de deux cas isolés de dérive pour détruire une activité et l'image des praticiens.

Depuis la reconnaissance par le Parlement européen de cette pratique en 1997, il n'y avait eu aucune évolution.

Heureusement que certains clients m'appellent régulièrement, me remercient pour l'aide apportée car sinon je pense que j'aurais abandonné cette profession depuis longtemps.

J'étais par la suite intéressée par Résalilb, c'était une autre plate-forme réservée aux professionnels du bien-être, elle était moins connue que Doctolib, mais l'inscription était gratuite et permettait aux clients de prendre rendez-vous en ligne. Je souscrivais par la suite un abonnement sans engagement me donnant plus de visibilité. Je payais environ 30 € par mois. Malheureusement, au bout de 6 mois, je m'apercevais du manque de rentabilité, je supprimais l'abonnement tout en maintenant la fiche professionnelle gratuite.

Je participais régulièrement aux salons bien être, c'était intéressant de rencontrer les collègues, d'échanger mais à la sortie, peu de personnes prenaient rendez-vous.

J'avais épuisé les techniques commerciales pour me faire connaître mais je continuais quand même à alimenter la page Facebook en informations diverses sur les médecines alternatives.

Parfois un patient prenait rendez-vous de la part d'un autre et cela me confortait dans l'idée que j'avais bien fait mon travail car il faut se remettre en question en permanence.

 Malheureusement le bouche-à-oreille ne fonctionnait pas très bien au niveau local, cela m'avait été confirmé par d'autres travailleurs indépendants, la Dordogne était plus porteuse mais ma maison se situait en Lot et Garonne, et il n'était pas question de déménager.

Les sondages montraient que de plus en plus de personnes s'intéressaient au naturel, mais pas forcément aux thérapies. Nous traversions une crise mondiale, les gens évitaient de dépenser leur argent. Les loyers étaient élevés mais les charges, l'électricité notamment, devenaient de plus en plus importantes.

Les mutuelles remboursaient de plus en plus

nos prestations entre 25 et 30 € par séance avec un nombre de séances à ne pas dépasser par année. Malheureusement, les cotisations versées aux mutuelles qui garantissent le remboursement de certaines médecines alternatives, sont relativement élevées et pas à la portée de tous.

Une dizaine d'assurances complémentaires prenaient en charge une partie de la consultation de naturopathie suivant la couverture souscrite par le client, ce nombre est en augmentation, le remboursement de l'ostéopathie était courant, presque toutes les compagnies le pratiquaient. Dans notre bassin de vie, on pouvait constater un grand nombre d'installations d'ostéopathes. La concurrence était sévère.

Les personnes souffrant du dos se trouvent dans l'obligation de prendre rendez-vous pour être soulagées. Les médecins adressent leurs patients chez eux maintenant, **il n'en est pas de même pour les naturopathes à cause du manque d'encadrement de la profession**. Pourtant, je reste persuadée que c'est une médecine complémentaire indispensable.

Aujourd'hui les médicaments allopathiques sont de moins en moins remboursés alors pourquoi ne pas s'adresser à un professionnel en soins naturels pour obtenir les conseils appropriés, pour renforcer les défenses immunitaires  et ne pas investir sur des compléments parfois inutiles.

On compte de moins en moins de médecins généralistes car il faut plus d'une dizaine d'années pour former un professionnel .

En 1968, la loi Faure permettait aux étudiants bacheliers d'avoir un libre accès aux universités et facultés. Un grand nombre d'entre eux s'inscrivaient en médecine.

Durant la même année le syndicat autonome des enseignants en médecine voyait le jour. Le but de cette organisation était d'intervenir auprès du gouvernement afin de réduire le nombre d'étudiants en médecine. A cause de cette intervention, la loi Faure va être aménagée, le pouvoir va être donné au Ministre de la santé , il va pouvoir stopper l'entrée en deuxième année de médecine des étudiants qui sont en première. Le nombre d'étudiants admis en seconde année va être déterminé en fonction des capacités des hôpitaux à former les futurs médecins et aussi en fonction des besoins de la population.

De 1972 à 1980, on formera en 7000 à 8600 étudiants par année

En 1980 sera publié un décret d'application rédigé par Claude Got, conseiller technique du ministre de la santé sur la réforme des études médicales, ce décret visera à établir un **numerus clausus** qui fixera chaque année le nombre d'étudiants admis à suivre des études médicales.
A partir de 1980, le nombre de places va baisser considérablement.

De 1992 à 1998,  on formera moins de 4000 médecins par année, de 2000 à 2003, il y aura une légère augmentation.

En 2016 on pouvait compter 7633 places, de 2017 à 2020 entre 8124 places et 9361.

En 2019, on a supprimé par la loi 2019-774 du 24 juillet le **numerus clausus** pour le remplacer

par  le **numerus apertus,** il va permettre aux universités de fixer le nombre d'étudiants par filière .
Est-ce que la responsabilité du manque de médecins sera reportée sur les universités ? Ces dernières auront-elles les moyens de former ?

Les politiques  en matière de santé des gouvernements précédents, le manque d'anticipation par rapport au nombre de médecins qui allaient prendre la retraite,  la durée de la formation, plus de 10 ans , associée à la politique du numerus clausus entraîneront le manque d'offres de soins à la population .

Pourquoi fallait-il moins de médecins ?

La sécurité sociale est en difficulté, la population vieillit, les besoins en matière de soins sont plus importants, il fallait limiter le nombre de prescripteurs afin d'alléger les dépenses de la caisse d'assurance maladie.

Il fallait également limiter la concurrence afin de préserver  le niveau de vie des médecins et aussi leur prestige d'exercer ce métier.

La liberté d'installation de ceux-ci a conduit à la désertification médicale. Ce n'est pas une critique mais un constat.

Quant au métier de Naturopathe, un député européen de nationalité Belge avait décidé en 1995 de faire reconnaître cette profession, nous étions tous plein d'espoir, le texte fut adopté par le Parlement européen en 1997, hélas, contrairement aux autres pays, la France ne le mettait pas en application.

**La profession manque d'encadrement. Aujourd'hui on trouve tous types d'établissements de formations qui proposent de délivrer un titre de praticien naturopathe à l'issue d'une formation qui peut durer de 3 mois à 2 ans.**

**Alors attention, si la formation choisie est trop courte, vous pourrez souscrire une assurance responsabilité civile mais en cas de sinistre vous ne serez pas couverts.**

Vous comprendrez bien qu'un naturopathe qui se forme durant 2 années aura acquis plus de connaissances qu'une personne formée durant 3 mois sur internet et sans exercices pratiques. L'important dans ce métier, c'est aussi l'expérience et la formation continue.

À la sortie, les deux naturopathes pourront s'installer en tant qu'indépendants, souscrire une assurance responsabilité civile en présentant leur certificat qui bien entendu n'aura pas la même valeur.

**Je réitère ce point important :**

Si malheureusement, il y a un sinistre et que le nombre d'heures de formation du thérapeute n'est pas suffisant ou alors le nombre d'années d'exercices de la profession ( voir les conditions imposées par les  compagnies d'assurance, parfois 6 ans d'exercice ou plus de 800 heures de formation) , le sinistre ne serait pas pris en compte par la compagnie et vous seriez contraints de payer l' avocat de votre poche ainsi que le montant des dommages et intérêts suite à votre condamnation.

En ce qui concerne le tarif des séances de naturopathie : les organismes de formation fixent généralement le tarif moyen d'une consultation de Naturopathie, entre 60 et 90 €

Un médecin généraliste fait payer une consultation 26,50 euros, a suivi plus de 10 ans d'études, bien entendu le temps de consultation est différent, il passe en moyenne un quart d'heure à 1/2 heure par patient. Il ne peut consacrer plus de temps pour  chaque patient car ils sont trop nombreux.

Je pense que ce n'est pas de la faute des naturopathes s'ils pratiquent de tels tarifs, ce sont les organismes de formation qui ont fait miroiter monts et merveilles, qui préconisent des tarifs à appliquer tout cela dans le but de vendre leurs formations qui ne sont généralement pas financées par les organismes de formations professionnelles.

Le message qu'ils véhiculent :

" Faire un métier intéressant sans avoir fait de grandes études, pratiquer au chaud dans un bureau et obtenir un revenu confortable".

**Tous les formateurs ne sont pas comme ça, heureusement, alors consultez les organisations professionnelles pour ne pas faire d'erreur ou faites les vérifications nécessaires pour ne pas vous tromper, c'est à dire , choisir une formation avec un nombre d'heures suffisant, vérifié la crédibilité de l'organisme de formation.**

Aujourd'hui ce qui nuit à notre profession, c'est le manque d'encadrement.

Un client qui va consulter,  s'attend à être reçu par **un professionnel qui va lui apporter une solution. S'il est déçu, il ne retournera jamais voir un autre naturopathe.** Il pensera que gens qui exercent ce métier sont des charlatans. Il en est de même pour les magnétiseurs, certains exercent car ils ont réellement un don, d'autres sont des opportunistes qui s'en inventent un pour se nourrir sur la crédulité des personnes.

Il ne faut pas oublier que le client du naturopathe  n'aura pas à payer que la seule consultation , il devra parfois compléter l'accompagnement par l'achat de plantes médicinales. .

Il faudra que le laboratoire conseillé par le praticien soit un laboratoire sérieux, je vous conseille de  vérifier le dosage des gélules, la provenance des plantes, le procédé de fabrication.
*Exemple :* si vous préconisez 6 gélules de valériane par jour dosées à 280 mg, si votre client achète sans regarder des gélules de valériane dosées à 150 mg, il n'aura pas le résultat attendu, pensera que le praticien est mauvais, que les plantes sont inefficaces.


Il faut savoir que chaque naturopathe a un parcours différent. Il fait une formation de base, apprend à connaître l'hygiène alimentaire mais il doit parfaire sa pratique. Dans mon cas, j'ai obtenu mon certificat de naturopathe en 1995 par un organisme reconnu à l'époque par l'éducation nationale, le titre délivré portait sur la profession de phyto-naturopathe car dès le départ je souhaitais me spécialiser dans le domaine de la phytothérapie.

Mais cette seule formation n'a pas suffi, durant

plus de 20 ans, je me suis perfectionnée dans le domaine des plantes médicinales, j'ai écrit plus de 1000 fiches sur les différentes maladies, le moyen de les combattre d'une manière naturelle ou parfois en complément de la médecine allopathique

Je pensais, il y a quelques années écrire un livre regroupant ces connaissances mais on arrive aujourd'hui à trouver des ouvrages très intéressants sur le sujet écrits par des médecins spécialisés qui selon moi ont beaucoup plus de légitimité qu'un naturopathe.

J'ai poursuivi ce parcours en me formant au massage avec des notions de médecine chinoise, la moxibustion. J'ai continué par une formation d'hypnothérapeute. Je la pratique en face-à-face ou à distance.

Certaines personnes ne peuvent pas se déplacer, les séances à distance peuvent être intéressantes pour elles, et souvent aussi efficaces

Le client doit se relaxer, faire confiance au praticien, il sera plus à l'aise à son domicile que dans un cabinet. Il faut que la personne se mette en condition, allongée sur un lit, bien au chaud sous une couverture, les doubles-rideaux tirés pour rester dans la pénombre, la personne n'a plus qu'à écouter les suggestions qui lui sont préconisées par le praticien qui aura préparé au préalable la séance en fonction des éléments qui doivent être travaillés.

# Chapitre V - Les principes du métier de Naturopathe.

## *SURTOUT NE PAS NUIRE*

Le but de ce métier est d'accompagner les patients s**ans interrompre le traitement médical en cours, avec l'accord du médecin traitant**. Il faut vérifier les interactions entre les plantes et les médicaments prescrits par le médecin. En ce qui me concerne, lorsqu'une personne suit un traitement contre la dépression, je peux l'accompagner par une plante mais pas n'importe laquelle, le mille pertuis ne sera pas autorisé dans ce cas. **Il faudra éviter de proposer certaines plantes à des personnes qui prennent des anticoagulants, aux femmes enceintes ou aux enfants, également à celles qui ont subi un cancer du sein.**

Le métier de naturopathe est un métier sérieux.

Le diagnostic est réservé au médecin qui a les connaissances nécessaires, en cas de doute, je renvoie toujours la personne vers le généraliste.

Je ne m'amuse pas à jouer à l'apprenti sorcier.
La vie a trop d'importance.

Notre beau métier a un avantage, nous prenons
le temps d'écouter les personnes, aujourd'hui,
elles ont besoin de ça. C'est un métier d'écoute,
de contact.

Avant d'engager une formation, renseignez-
vous, essayez de savoir combien de praticiens
vivent de leur métier. Exercent-ils d'autres
métiers parallèlement ? Combien font-ils de
jours de consultations par semaine ? Combien
de patients reçoivent-ils par mois ? Quel revenu
tirent-ils de leur activité ?

Essayez de proposer des prix raisonnables,
regardez ce que demande un orthoptiste,
profession reconnue, une psychologue
(obligation d'un diplôme reconnu pour exercer),
un kinésithérapeute.

Soyez abordable au niveau de vos tarifs et
restez toujours modeste

**Choisissez un bon organisme de formation.**

Je vous conseille de consulter les sites suivants, ce sont les organisations professionnelles qui encadrent la profession, ils vous fourniront les adresses des écoles qui sont agréées. Il faut adhérer aux organismes pour assurer notre défense et obtenir peut-être un jour la reconnaissance de ce métier de bien-être en France.

AMAVIE Union des médecines naturelles.

SPN : Syndicat des professionnels de la naturopathie.

OMNES  : organisation de la médecine naturelle et de l'éducation sanitaire.

FENAHMAN : Fédération française des écoles de naturopathie.

Cette liste peut-être mise à jour, n'hésitez pas à entrer en contact avec moi pour que votre organisation soit répertoriée lors de la prochaine édition.

## Chapitre VI - Comment choisir un praticien?

Vérifiez qu'il soit répertorié dans l'une de ces organisations professionnelles précédemment indiquées.

Pour être répertoriée , il a fallu :
- Transmettre les différents titres de formation
- Que l'école dans laquelle j'ai suivi la formation soit reconnue par l'organisation.
- Fournir une attestation de responsabilité civile pour la profession exercée.
- Fournir un certificat de l'URSSAF prouvant que je suis à jour des cotisations sociales.
-Fournir une attestation de souscription à un organisme de médiation en cas de procédure à mon encontre.
- Transmettre une attestation de formation au secourisme.

Il est bien aussi de consulter les tarifs de consultations, de vérifier les avis clients sur internet sur Résalib par exemple ou sur Google.

Le mieux sera le bouche-à-oreille mais en
fonction des régions, il ne fonctionne pas.

# Chapitre VII - Le déroulement d'une séance de Naturopathie

Le client a pris rendez-vous. En ce qui me concerne depuis la Covid, je ne dispose plus de salle d'attente mais je reçois la personne à l'heure prévue.

Je prévois 1/2 heure de disponibilité entre chaque rendez-vous pour avoir le temps de nettoyer, de désinfecter.

Je propose donc à la personne de s'asseoir et lui demande ce qui l'amène à me rencontrer, ce qu'elle a comme soucis. Bien souvent la personne a oublié les 3/4 de ses problèmes.

Je lui indique qu'il serait bien qu'elle fasse un bilan de vitalité. Pour cela je dispose d'un appareil relié à l'ordinateur, j'utilise aussi la diathèse de Ménétrier.

J'étudie ligne par ligne, j'interroge le client au fur et à mesure , il me confirme bien souvent les anomalies constatées. S'il y a des doutes, je l'invite à consulter son médecin traitant, à lui demander de bien vouloir prescrire une analyse qui sera pratiquée en laboratoire.

Je vérifie tout d'abord que la personne a un bon équilibre acido-basique.

Au bout d'une demie - heure, je connais le profil de la personne, je peux lui proposer des solutions qui vont lui permettre de maintenir son bien-être ou l'améliorer.

Je l'interroge également sur la manière de se nourrir, la nourriture est le carburant que l'on apporte au corps pour  le faire fonctionner. **Il faut respecter les règles de l'hygiène de vie.**

Je fais des propositions pour qu'il ou qu'elle améliore la manière de s'alimenter sans pour autant imposer aux personnes un régime draconien qu'ils vont rejeter d'emblée.

En cas de déséquilibre acido-basique, je préconise un accompagnement et propose à la personne de revenir un mois 1/2 plus tard afin de vérifier que l'équilibre soit bien rétabli. J'en profite pour contrôler l'amélioration des autres points d'anomalies constatés au départ.

En moyenne, la séance dure entre une heure et
1 h 30.

Je délivre une facture qui pourra être envoyée
éventuellement à un organisme de
complémentaire santé.

Mes préconisations sont notées sur des feuilles
de protocoles sur lesquelles sont indiqués :
- Nom,  Prénom,  téléphone et  adresse.
- Numéro SIRET.
- Titres : certificat de naturopathie par exemple

- Appartenance au syndicat des professionnels
de la naturopathie ou tout autre OMNES
FENAHMAN, AMAVIE…

J'indique sur droite, les noms et prénoms de la
personne qui a consulté, la date.

Immédiatement après, il est inscrit la formule
suivante pour rappeler le rôle du naturopathe :

*Je vous propose le protocole suivant sans
interrompre le traitement médical en cours et*

*avec l'accord de votre médecin traitant.*

Dans le cabinet, il est indiqué que je ne fais aucun diagnostic, que je ne réalise que des bilans de vitalité.

Je trouve important d'être en règle par rapport à la législation en vigueur.

## Chapitre VIII - Conclusions

Le métier de Naturopathe est un merveilleux travail, de contact, d'humanité. Il est passionnant car il offre la possibilité d'approfondir ses connaissances au fur et à mesure de l'exercice.

**Le praticien est un éducateur de santé**. Il forme son client à bien se nourrir, à apprendre à connaître son corps, à utiliser les compléments alimentaires nécessaires pour maintenir sa forme et son bien-être. **Généralement, le client consulte une ou deux fois par année.**

Dans ce monde actuel, en pénurie de médecins, parfois de médicaments, il est important d'anticiper pour l'avenir en renforçant vos défenses immunitaires, en faisant de la prévention.

Les médicaments sont moins remboursés qu'auparavant,ils le seront encore moins dans peu de temps . Une réforme de la Sécurité Sociale est en cours alors apprenez à vous préserver.
Essayons tous de faire des efforts afin de

maintenir notre système de santé.

**Peut-être aussi que ces modifications permettront aux clients de prendre conscience, ils se tourneront plus facilement vers les médecines alternatives.**

La Sécurité sociale subsistera-t-elle ? Y aura-t-il une médecine à deux vitesses ?

Les médecins choisiront-ils d'être conventionnés par la Sécurité sociale ou préféreront-ils être libres de proposer leurs honoraires au risque de ne pas avoir leurs consultations remboursées ?

Nous avons tous subi l'épidémie de Covid, les hospitaliers étaient parfois dans l'obligation de choisir quel malade ils allaient soigner. Fallait-il choisir la personne de 40 ans ou le plus âgé de 75?  Imaginez comme il peut être difficile de faire un choix. Nous avons tous ou avons eu une grand-mère ou un grand-père, accepteriez-vous qu'on le ou la laisse mourir? Qu'on ne la soigne pas.?

Vous deviendrez âgés parfois dépendants,

pouvez-vous imaginez un seul instant qu'on
vous laisse sans soins?

Je travaille depuis 1995, j'ai toujours autant de
plaisir à recevoir un client, mon but est de
l'accompagner, de l'aider. Je pratique le reiki
bénévolement. Je suis convaincue du bienfait
apporté par mes pratiques.

Je suis respectueuse de la loi, des médecins, et
autres professions médicales. Je regrette
infiniment que notre métier ne soit pas reconnu
et encadré.

Malheureusement, les personnes peu formées
qui pratiquent des tarifs exorbitants donnent une
mauvaise image de notre profession, nous
sommes parfois considérés comme des
charlatans, on met tout le monde dans le même
panier.

Les clients sont désorientés, ils ne savent pas
qui ils doivent aller voir.

Dans l'état actuel des choses, je pense que la
profession ne permet pas de vivre décemment,
elle ne peut qu'apporter un supplément de

revenus à la seule condition que ce métier soit
exercé chez soi.

Je pense que moins de 10 % des praticiens
vivent de cette profession, c'était le cas en 2015,
je m'en étais entretenue avec le responsable
d'Amavie. Certains  gagnent de l'argent en se
rabattant sur le métier de la formation
professionnelle ou alors mettent leur savoir au
profit des boutiques diététiques ou des
laboratoires qui commercialisent les plantes
médicinales.

Lorsque la profession sera reconnue, encadrée,
réglementée, les personnes pourront envisager
de faire ce métier, d'en vivre mais il faut savoir
que les professions indépendantes n'apportent
pas un revenu régulier, il y a des hauts et des
bas au niveau du chiffre d'affaires. Les revenus
sont impactés par les périodes de fêtes Noël, les
vacances scolaires, les ponts, les moments où
on reçoit la feuille d'impôt à régler, la facture
définitive pour l'électricité  qui a été
consommée dans l'année. et puis la
concurrence.

Si vous êtes passionné alors foncé
mais en toutes connaissances de
cause.

**NOTES**

Vous désirez me poser des questions, notez-les
et envoyez les moi sur ma boîte  mail
giselechristiecrivaine@gmail.com

Vous pouvez aussi me contacter sur ma page
Facebook.

BIBLIOGRAPHIE

## _Une nouvelle vie, de Gisèle Christi, aux éditions de l'Estuaire._

_Il s'agit de mon autobiographie, un message d'espoir, une vie passionnante. Vous pourrez l'acheter à la FNAC, dans les librairies, ou directement sur le site de l'éditeur : www.leseditionsdelestuaire.com. Sur ma page Facebook, Gisèle Christi Écrivaine biographe_

## _La thérapeute justicière sur AMAZON en kindle, relié ou broché_

_Cet ouvrage est un thriller, un roman initiatique ésotérique mais aussi un livre destiné au développement personnel . Diana Morgane est psychologue. Elle a baigné dans un milieu ouvert aux sciences occultes, à l'ésotérisme et aux médecines parallèles. Certaines personnes lui veulent du mal. Elle se rend très vite compte qu'elle est le canal d'une force justicière mystérieuse._

## _Meurtre en milieu sur AMAZON en kindle, relié ou broché._

### _Cet ouvrage est un roman policier_

_Martine et Pierre vivent heureux. Elle est médecin anesthésiste, il est agent immobilier. L'époux est admis en franc-maçonnerie, deux jours après son initiation, il meurt empoisonné. Le jeune femme est mise en examen pour_ *homicide volontaire avec préméditation, est-elle réellement coupable ? Le commissaire Chambon va mener l'enquête et explorer le milieu maçonnique.*


## ***Représailles de Gisèle Christi sur AMAZON en kindle, relié ou broché.***

*Cet ouvrage est un roman policier passionnant, il fait suite à celui paru en 2023  Meurtre en milieu couvert .*
*Si vous aimez le suspens, découvrir le milieu carcéral, le Costa Rica, une histoire d'amour simple et brûlante, ce livre a été écrit pour vous.*


## ***Le guide indispensable pour l'autoédition sur Amazon KDP - en kindle ou broché sur AMAZON***

*Guide de publication de votre livre sur Amazon KDP , de commercialisation en librairies. Méthode  simple, pédagogique concise écrite par une autrice expérimentée pour les débutants en autoédition.*
*Vous y trouverez un modèle de bon de dépôt et celui d'une fiche de presse ainsi que les informations nécessaires pour diffuser votre livre sur Amazon. Vous découvrirez un tableau comparatif des avantages et des inconvénients, de la rentabilité entre les deux système autoédition ou sous édition.*

# <u>*Cure fatale à Casteljaloux en kindle ou broché sur AMAZON*</u>

*Une femme d'une soixantaine d'années disparaît, sa sœur dépose plainte. Le juge en charge de l'instruction se rend compte que plusieurs disparitions ont eu lieu. Le point commun entre les personnes, c'est qu'elles ont toutes effectuées une cure aux thermes de Casteljaloux dans le Lot et Garonne.*

# Accompagnement à l'écriture de livres en tant que biographe.

## De Karen Caffin: Merci là-haut, témoignage de Karen, vicitme de la maladie de Lyme. Sur AMAZON en kindle, relié ou broché.

*Un récit de vie poignant, le combat de Karen contre une maladie de Lyme foudroyante qui la mène à vivre des états entre la vie et la mort. Sans aucune attente, un autre monde s'ouvre à elle, guidée pour guérir »*

Remerciements.


Je remercie ma famille, mes amis(ies), mes lecteurs pour l'encouragement qu'ils m'apportent à poursuivre mes écrits.


***Suite à l'achat de mon livre sur Amazon, n'hésitez pas à laisser un avis et un commentaire. Cela m'aidera à me faire connaître.***